I0708024

# Le jeûne intermittent

**No Limits Books**

# Le jeûne intermittent

## L'art de brûler des graisses tout en améliorant son métabolisme

# Sommaire

# Mon Histoire

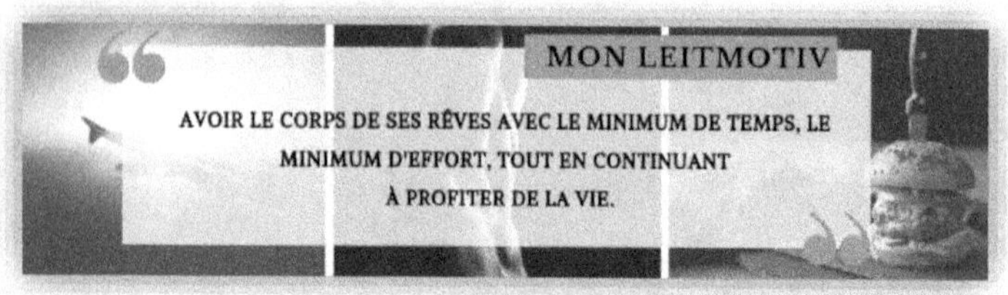


Pour commencer, le fitness et la nutrition ne sont pas mon travail. Tout comme vous, je travaille à temps plein, j'ai une vie sociale bien remplie. J'avais besoin d'un processus qui s'implante parfaitement dans mon quotidien.

Voulant être bien dans mon corps, j'ai commencé la musculation. J'ai suivi différents régimes stricts, j'allais à la salle presque tous les jours. Puis un jour, je me suis rendu compte que cela ne me plaisait plus. Certes je voyais des résultats sur mon corps mais je ressentais une certaine frustration.

J'avais l'impression de passer beaucoup de temps à la salle sans vraiment profiter de la vie. Dès que je craquais sur un plat ou un dessert, je culpabilisais. Je me privais parfois de sortir avec des amis, peur de regretter le lendemain d'avoir bu quelques verres.

Puis j'ai découvert le jeûne intermittent. Ce nouveau processus a changé ma façon de voir les choses et ma manière de vivre. J'ai pu à nouveau concilier l'envie d'avoir un corps de rêve, tout en continuant à profiter de la vie. Moi qui aime voyager, aller parfois au restaurant, profiter de ma famille et mes amis, cela est redevenu possible sans aucune frustration ni culpabilité. J'ai alors imaginé un leitmotiv qui représente bien mon état d'esprit, que je peux appliquer grâce au jeûne intermittent.

C'est ce que j'aimerais vous apprendre dans cet ebook. J'aimerais vous partager mon parcours, vous donner des astuces et conseils que j'ai pu expérimentés depuis que je pratique le jeûne intermittent. Mais si vous voulez prendre un raccourci, que vous êtes motivé, engagé et que vous voulez profitez d'un accompagnement complet. Vous pouvez directement remplir ce questionnaire en cliquant ici.

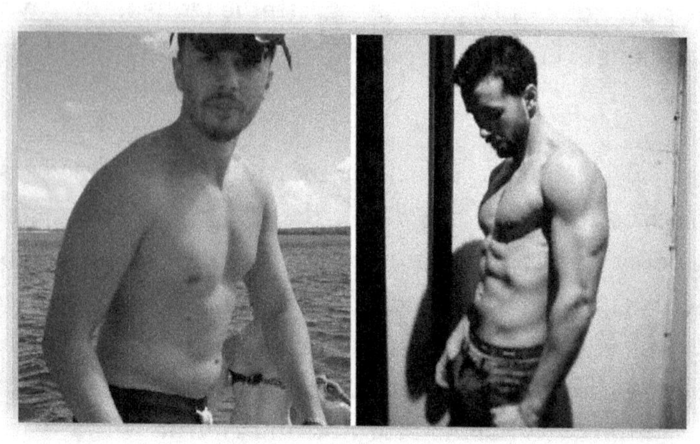

Tout d'abord, voici ma transformation en 90 jours grâce à la pratique du jeûne intermittent :


Fin Août 2017

Fin Novembre 2017


Le jeûne intermittent a pu m'aider à rendre cela possible. A l'heure où vous lisez ces lignes, je pratique le jeûne intermittent depuis quelques années. Les résultats ont été si impressionnants que j'ai décidé de transmettre mon expérience via Youtube.


Aujourd'hui des milliers de personnes ont perdu du poids grâce à cette technique.

Ils ont atteint leurs objectifs plus vite que ce qu'ils ne l'avaient imaginé. Je sais que ce guide pourra vous aider dans votre quête.

Cette méthode d'alimentation va vous permettre d'atteindre votre but beaucoup plus facilement. Il y a de nombreux moyens d'accomplir votre objectif mais je suis persuadé que c'est le chemin le plus rapide.

Encore une fois, cette méthode n'a pas marché que sur moi, elle a marché sur des milliers de personnes.

# Introduction au jeûne intermittent

Le jeûne intermittent est tout d'abord une méthode d'alimentation où vous allez alterner des périodes de jeûnes et des périodes d'alimentation normale.

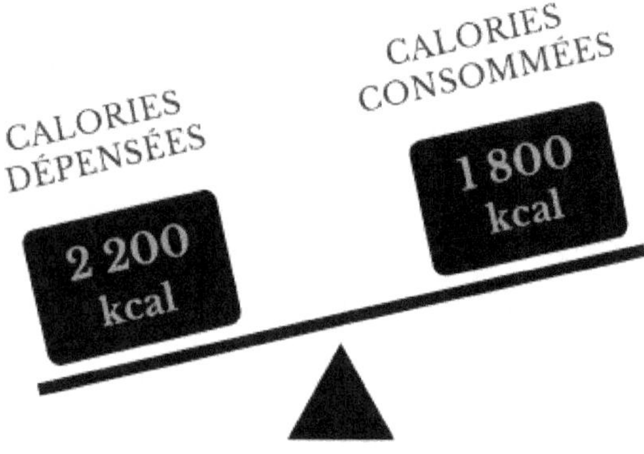



Si vous voulez brûler du gras il va falloir que vous soyez en déficit calorique, c'est-à-dire qu'il faut brûler plus de calories que ce que vous consommez. Le déficit calorique est la pierre angulaire dans votre perte de gras. En revanche, le jeûne intermittent va vous permettre également d'optimiser vos hormones pour brûler encore plus de gras facilement et rapidement.

Nos hormones sont importantes. Notamment, les hormones comme la leptine, la ghréline, l'hormone de croissance et l'insuline pour n'en nommer que quelques-unes. Si ces hormones ne sont pas bien exploitées alors votre prise de muscle ou votre perte de poids ne seront pas optimisées.

Dans la plupart des régimes ou plans alimentaires, on s'arrête au simple fait d'être en déficit calorique. On prend peu en considération d'autres paramètres comme le fait d'avoir faim, de manger des aliments que vous aimez et encore moins vos niveaux hormonaux. Or, ce dernier est selon moi une des choses les plus importantes à prendre en compte, après le déficit calorique pour perdre du gras.

Petit bilan! Envie de vous faire partager ma joie!!!
Début du fasting le 2 janvier 2018: poids 91.1kg. Après un peu plus de 4 mois, poids au 5 mai 2018: 73.7kg soit 17.4kg de perdus. Encore 5 kg pour arriver à un IMC normal. Je n avais plus fait ce poids depuis plus de 8 ans!!! Aller encore un petit effort, on lâche rien 😄 😄
Bonne journée à tous les fasteurs!! 😅 😅 😅

Le jeûne intermittent permet d'optimiser naturellement les hormones de votre corps.

Il y a également un autre point important, le jeûne intermittent n'est pas un régime. De ce fait, vous ne vous privez pas dans votre alimentation, vous changez simplement les horaires de vos repas. Par exemple, en jeûnant le matin vous allez économiser des calories. Lorsque vous allez pouvoir manger, vous pourrez donc vous faire plaisir.



Il faut que vous compreniez que lorsque vous jeûnez ou lorsque vous vous alimentez, votre corps fonctionne de manière différente. En effet, quand vous mangez, votre corps va convertir les aliments en énergie. Votre corps va utiliser cette énergie pour vos actions à l'instant T, remplir certaines réserves d'énergies épuisées appelées : stocks de glycogènes. L'énergie excédentaire va être stockée dans le tissu adipeux. Cet excès sera donc stocké sous forme de graisse.

A l'époque des hommes de cavernes, ce phénomène était indispensable pour leur survie. En effet, ils chassaient du gibier, et, une fois la proie attrapée ils n'avaient pas de réfrigérateur pour la conserver. De plus, ils ne savaient pas quand ils allaient pouvoir à nouveau manger. Ils mangeaient donc un maximum pour pouvoir stocker de l'énergie et survire durant les prochains jours ou semaines sans nourriture.

A cette époque ils ne pouvaient pas contrôler leur période de jeûne car ils étaient dépendants, entre autres, de la chasse.

Aujourd'hui nous sommes dans une société où nous avons à notre disposition de la nourriture 24 heures sur 24. Pourtant nous avons un métabolisme qui fonctionne encore comme celui des hommes des cavernes.

Aujourd'hui nous prenons un petit déjeuner, nous prenons une collation à 10 heures, nous déjeunons à 13 heures, nous reprenons une collation à 16 heures, nous dinons le soir à 20 heures et nous finissons par manger des sucreries le soir devant la télé ou Netflix.

La conséquence est qu'à chaque fois que vous allez vous alimenter, votre glycémie qui est votre niveau de sucre dans le sang va augmenter.

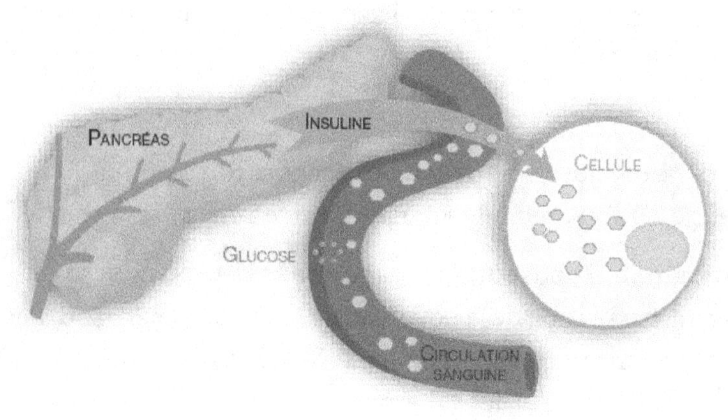


Pour faire revenir votre glycémie à un niveau stable, votre pancréas va secréter une hormone appelée insuline. Cette hormone est dite anabolique. Elle va vous aider à construire de la masse musculaire.

On l'appelle également l'hormone du stockage car elle va vous permettre de convertir les aliments que nous mangeons en glucose ou en énergie. L'excès va une nouvelle fois être stockée sous forme de graisse.

A chaque fois que vous mangez ou que vous grignotez vous stimulez donc l'insuline. Les 8 prochaines heures entrent donc dans une phase de stockage. De plus, plus vous stimulez l'insuline et plus vous deviendrez résistant à cette hormone. Vos récepteurs seront moins performants et sur le long terme il sera plus difficile de perdre du gras. La majorité des obèses sont résistants à l'insuline.

A l'inverse, moins vous mangez de repas et plus vous devenez sensible à l'insuline. Si votre organisme est sensible à l'insuline les aliments ingérés seront utilisés beaucoup plus efficacement. Votre prise de masse musculaire ou votre perte de gras sera donc encore une fois optimisée. Grâce au jeûne intermittent votre corps va devenir, jour après jour, plus sensible à l'insuline.

Vous l'aurez compris en mangeant ou grignotant autant par jour vous demeurez 90% du temps dans une phase de « stockage ».


Contrairement aux hommes des cavernes, la plupart des gens ne passeront pas de longues périodes sans manger de nourriture. Il faut que vous compreniez qu'une fois que vous avez enclenché l'insuline, hormone responsable du stockage, il faut en moyenne 8 à 12 heures avant qu'elle retrouve son niveau initial.


C'est au bout de cette période que vous allez pouvoir changer de source de carburant. Au lieu d'utiliser comme carburant l'énergie des aliments ingérés vous allez utiliser comme énergie vos stocks de gras. Par conséquent, la plupart des gens ne donnent pas à leur corps la possibilité de brûler de la graisse.

De plus quand vous dormez ou pendant une période de jeûne, votre corps va augmenter sa sécrétion d'hormone de croissance. L'hormone de croissance est une autre hormone qui va vous aider à maintenir votre masse musculaire et à brûler les graisses.

Vous devez commencer à comprendre en quoi le jeûne intermittent devient une arme redoutable dans votre perte de gras. Votre corps est dans les meilleures dispositions possibles pour brûler les graisses car les niveaux d'insuline sont bas, l'hormone de croissance est élevée et vos réserves de glycogènes diminuent. Vous allez donc utiliser de plus en plus vos réserves de gras comme source d'énergie.

Avec le jeûne intermittent, vous ne mangez pas à toute heure, comme les gens lambda. Vous choisissez une fenêtre pour pouvoir vous alimenter et une autre pour jeûner. En jeûnant vous reproduisez la même situation que vos ancêtres des hommes des cavernes, mais vous choisissez et contrôlez vos périodes de jeûne.

Je tiens encore une fois à le souligner, le plus important reste de dépenser plus de calories que ce que vous consommez, sinon tous les effets positifs du jeûne intermittent pour la perte de poids seront réduits à néant. Ce qui est génial avec le jeûne intermittent, c'est qu'il vous permet d'être en déficit quasiment sans vous en rendre compte et sans effort.

En mangeant par exemple sur une période de 8 heures vous allez, sans vous en rendre compte et sans effort, atteindre un déficit calorique.

Ainsi, au lieu de devoir compter chacune de vos calories à longueur de journée pour atteindre votre total calorique, limiter votre apport calorique sur une fenêtre de 8 heures vous permettra presque automatiquement d'être en déficit calorique. Au début, pour les 15 premiers jours je vous conseille de compter vos calories pour être sûr d'être dans la bonne fourchette.

Malheureusement 90% des gens qui vont lire cet ebook ne feront pas cet effort. Ils concluront que le jeûne ne marche pas et se tourneront à nouveau vers ces soi-disant produits minceurs. Faites partis de ces 10%, le jeûne intermittent est un outil puissant mais il faut qu'il soit utilisé dans les bonnes conditions.

# Comment faire le jeûne intermittent ?

Il existe différentes méthodes. Vous avez déjà peut-être entendu parler du « 16/8 », du « 20/4 » ou du « un repas par jour ». Peu importe le protocole que vous choisirez, le principe de base est que tous les jours vous allez jeûner un certain nombre d'heures.

Par exemple, si vous choisissez le 16/8 vous allez manger sur 8 heures et jeûner sur 16 heures. Concrètement vous allez par exemple repousser votre petit déjeuner et prendre votre 1$^{er}$ repas à 12H00. Vous allez reprendre un gouter vers les 16 heures et vous mangerez votre dernier repas à 20H00.

Personnellement je vois des meilleurs résultats avec les personnes qui utilisent le jeûne intermittent quotidien plutôt que des personnes qui font des jeûnes de plusieurs jours périodiquement car une des clés du succès est de créer des habitudes.

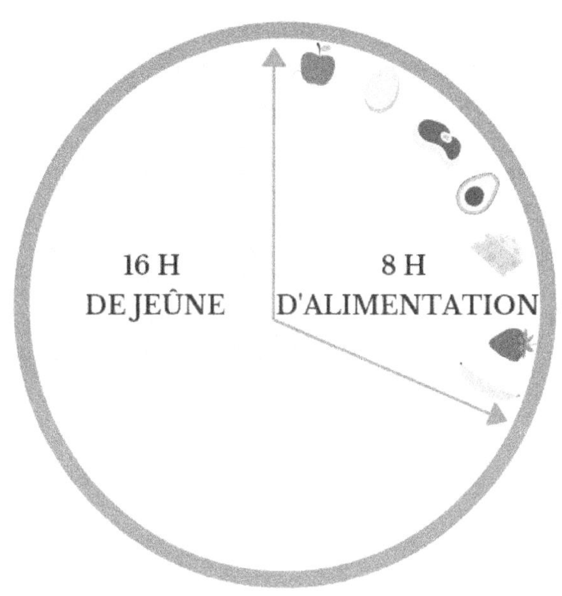



# Quel protocole choisir ?

Choisissez celui qui s'implémente le mieux dans votre quotidien. Je vous recommande cependant de faire minimum 16 heures de jeûne par jour.

Avec l'expérience vous n'aurez plus de protocole spécifique. En règle générale j'aime bien casser mon jeûne vers 15 heures, prendre une collation vers 18 heures et manger en rentrant du sport vers 21 heures. Je fais donc plus un 18/6.

Attention en fonction des personnes. Cela prend un peu de temps pour s'habituer à ce nouveau mode d'alimentation. Le conseil que je vous donnerai c'est d'aller progressivement.

Repoussez progressivement votre 1$^{er}$ repas, buvez de l'eau minéralisée pour refaire le plein d'électrolyte ...

J'ai fait une vidéo détaillée : « Comment ne jamais avoir faim avec le jeûne intermittent » que vous pouvez retrouver juste ici.

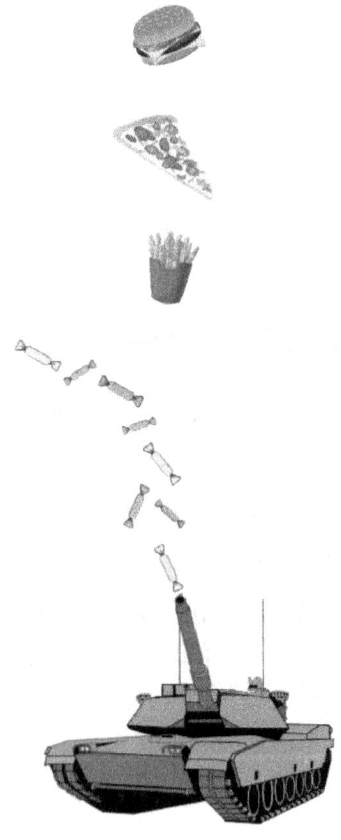

Jour après jour votre corps va s'habituer et vous pourrez, si vous le souhaitez, tenir des périodes de jeûnes beaucoup plus longues. Vous allez créer une machine de guerre à brûler du gras. Votre corps va utiliser ses réserves de gras comme source d'énergie car vous ne le lui donnez tout simplement pas le choix.

Une des raisons pour laquelle votre corps met quelques jours à s'habituer à ce nouveau schéma est que toute sa vie il a eu pour habitude d'utiliser comme source d'énergie les aliments que vous mangez. Pour votre organisme, utiliser la graisse qu'il a en réserve est quelque chose de non naturel, il souhaite les conserver en cas de famine. Les premiers jours votre corps va donc essayer de vous dissuader de continuer en vous envoyant des signaux de la faim, vous allez peut-être avoir mal à la tête, vous allez avoir quelques problèmes de digestion .... Vous devez donc commencer progressivement, étape par étape.

Une fois que votre organisme s'est habitué à sa nouvelle source de carburant, à savoir les graisses, vous allez remarquer certains changements. Vous aurez plus d'énergie le matin. En effet, vos hormones comme l'adrénaline, noradrénaline et l'adiponectine vont augmenter. Un de leurs objectifs est d'augmenter votre métabolisme et donc votre dépense énergétique.

Si nous transposons le paragraphe ci-dessus avec notre exemple des hommes des cavernes, nous pouvons analyser que le corps humain est très bien fait. En effet, si après quelques jours sans manger l'organisme des hommes des cavernes commençait à se fatiguer à cause du manque de nourriture, alors il leur serait de plus en plus difficile de trouver de l'énergie pour chasser et donc pouvoir s'alimenter une nouvelle fois. Au contraire, le jeûne stresse votre corps et augmente certaines hormones pour avoir encore plus d'énergie dans le but de survivre.

Quand vous serez adapté avec le jeûne intermittent il se peut que pendant vos périodes de jeûnes vous soyez plus productifs. Ceci est dû grâce à l'augmentation de vos niveaux d'énergie. Vous n'aurez pas également ce fameux coup de barre que provoque la digestion. Enfin, en fonction de vos périodes de jeûnes le cerveau utilisera comme source d'énergie les corps cétoniques.

Une question que je reçois tous les jours : « Qu'est-ce que j'ai le droit de consommer pendant ma période de jeûne ? »

Par principe, vous pouvez consommer ce que vous voulez tant que cela contient 0 calorie. En effet, si vous absorbez des calories alors vous casserez votre jeûne. Vous pouvez donc boire de l'eau, je vous conseille de l'eau minéralisée pour faire le plein d'électrolyte alors que l'eau de ville va tout simplement diluer le peu de minéraux qui vous reste dans le corps.

Vous pouvez également boire du thé ou du café pendant votre période de jeûne. J'adore le café pour toute ces vertus et l'une que je préfère est que c'est un coupe faim naturel. Bien sûr comme vous l'aurez compris vous n'avez pas le droit d'ajouter sucre ou miel dans votre boisson. J'aime bien également boire des bouillons de volaille pendant ma période de jeûne.

# Comment brûler du gras avec le jeûne intermittent ?

Encore une fois je préfère me répéter mais le plus important est d'être en déficit calorique. Faites donc l'effort vos premiers jours de compter vos calories, même avec le jeûne intermittent. Ensuite, si vous atteignez votre déficit et que vous appliquez le jeûne intermittent, alors vos hormones vont être optimisées et vous brûlerez plus de gras qu'une personne faisant simplement une restriction calorique traditionnelle.

Une fois que votre corps sera habitué au jeûne intermittent, je vous conseille d'aller vous entrainer juste avant de rompre votre période de jeûne. Après plusieurs heures de jeûnes, vos stocks de glycogènes vont commencer à s'épuiser et vous allez utiliser de plus en plus d'énergie provenant du tissu adipeux. En vous entrainant à jeun, vous allez continuer à utiliser vos dernières réserves de glycogènes. Vous allez brûler encore plus de graisses pour alimenter votre organisme en énergie.

Si vous voulez brûler un maximum de gras, la meilleure chose à faire est de ne pas manger avant de vous entrainer, car si vous mangez avant vous avez à nouveau changer de carburant. Au lieu d'utiliser l'énergie provenant de votre tissu adipeux vous allez utiliser l'énergie provenant des aliments que vous venez de manger.

Si vous n'avez pas énormément de gras à perdre, il se peut que votre organisme utilise un peu d'énergie provenant des muscles. Pour contrecarrer ce phénomène certains protocoles comme le Leangains proposent de prendre 10 grammes de BCAA 15 minutes avant l'entrainement. Les BCAA sont les 3 acides essentiels que votre corps ne peut pas produire. Votre corps utilisera les acides aminés que vous venez d'ingérer plutôt que ceux présents dans vos muscles.

Maintenant que vous avez les clés principales pour brûler le plus de gras avec le jeûne intermittent j'aimerais vous proposer 5 recettes à associer avec le jeûne intermittent.

# <u>5 recettes à associer avec le jeûne intermittent</u>

## La Galette au chocolat

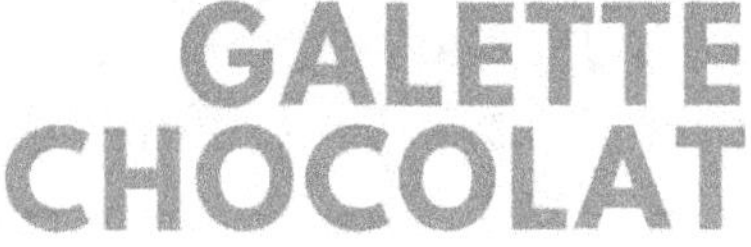


### INGRÉDIENTS

- 70 grammes de flocons d'avoine

- 10/15 grammes de chocolat noir 80%

- 3 oeufs complets

### INSTRUCTIONS

Avant de mélanger les 3 ingrédients commencez par faire chauffer une poêle avec une cuillère d'huile d'olive ou de coco.

Une fois que vous avez une préparation homogène faites couler la pâte dans la poêle.

Laissez cuire 2 minutes de chaque côté et vous vous retrouvez avec une galette où le chocolat noir est coulant.

**Bonne dégustation !**

Comme je vous l'ai dit, le jeûne intermittent n'est pas un régime, vous ne devez pas être frustré. J'adore cette recette car elle est très complète.

Elle permet d'avoir de l'énergie avec les 70 grammes de flocons d'avoine. Les flocons d'avoine sont également riches en fibres ce qui permet de ne pas avoir de fringales.

Les 3 œufs complets permettent d'avoir une source de protéines de qualité ainsi que toute la panoplie des acides aminés.

Enfin les 15 grammes de chocolat noir 80% permettent d'avoir cette saveur « dessert ».

De plus le chocolat noir est composé d'épicatéchine. L'epicatéchine pourrait jouer contre l'effet sarcopénie (perte de masse musculaire avec l'âge) mais pourrait être aussi intéressant pour la mémoire, le cœur et augmenter la testostérone.

Le chocolat noir à haute teneur en cacao va vous aider à lutter contre votre addiction aux sucres.

# Toast au saumon ou thon

En fonction de votre objectif vous pourrez soit utiliser du thon ou du saumon. Le saumon étant plus riche en calories. Si vous choisissez du saumon essayez de prendre un saumon de bonne qualité pour faire le plein d'Omega 3.

Quant à l'avocat il a des vertus intéressantes. Par exemple il contient 2 fois plus de potassium qu'une banane. Il contient de nombreuses vitamines et est composé de phytostérols qui ont des vertus anti inflammatoires.

En fonction de vos calories vous pouvez soit tartiner votre préparation sur des toasts de pain de mie, ou si vous voulez consommer moins de calories vous pouvez ajouter votre préparation sur des feuilles d'endives.

Cette recette riche en vitamines, minéraux et graisses de qualité vous permettra de ne pas avoir faim pendant un long moment.

# TOAST SAUMON OU THON

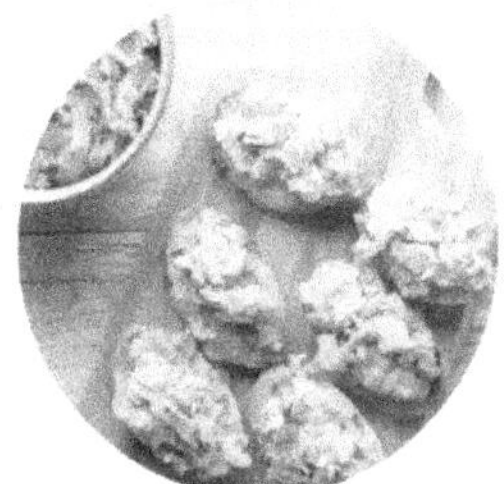

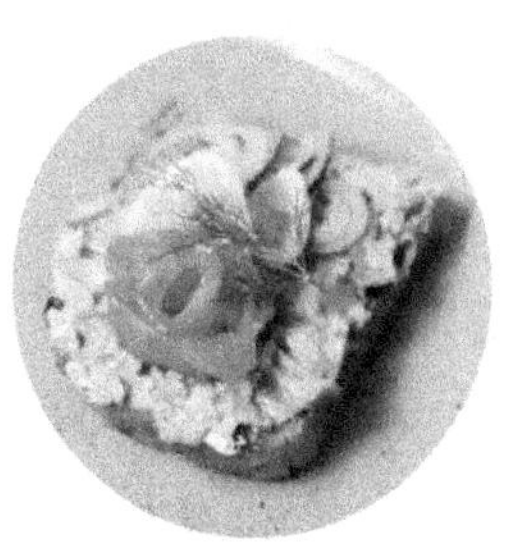

## INGRÉDIENTS

- 100 grammes de saumons ou thon

- ½ avocat

- Feuilles d'endive ou pain de mie complet

## INSTRUCTIONS

Recette très simple à réaliser.

Mélangez le thon ou saumon avec l'avocat.

Une fois que vous avez une pâte homogène versez la sur vos toasts.

**Bonne dégustation !**

# Smoothie healthy

Certaines personnes veulent effectuer le jeûne intermittent pour les bienfaits qu'ils procurent. Je vous partage donc une recette de smoothies verts réputés pour leurs effets « détox ».

Pourquoi les smoothies verts sont réputés pour leurs effets « détox » ?

Tout simplement car la plupart d'entre eux possèdent des épinards, de la blette ou du chou frisé par exemple. Ce type d'ingrédients sont très nutritifs et contiennent des minéraux, des vitamines et de nombreux antioxydants, éléments indispensables pour aider à éliminer les déchets liés au stress oxydatif.

Certains instituts recommandent de manger 5-9 portions de fruits et légumes chaque jour pour prévenir du cancer et d'autres maladies. Ces recettes sont un excellent moyen d'obtenir ces portions.

Autre point important : lorsque vous faites cuire vos légumes, ils perdent une partie de leur vitamine et minéraux. L'avantage des smoothies est que vous allez pouvoir les consommer crus, et donc conserver tous les aspects nutritifs.

# SMOOTHIE HEALTHY

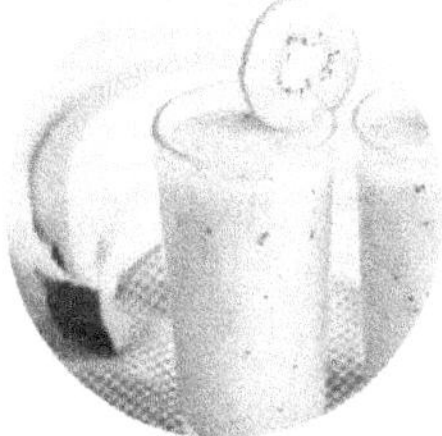

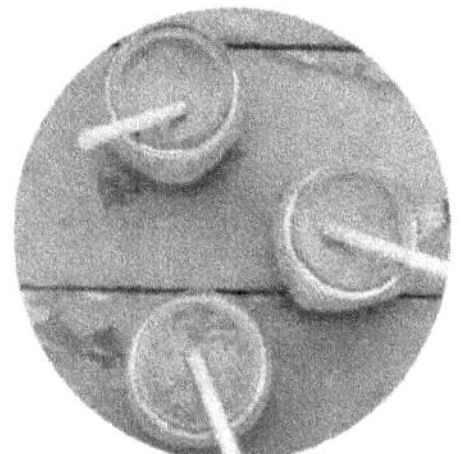

## INGRÉDIENTS

- ¼ tasse de lait d'amande non sucré

- 1 cuillère à soupe de beurre d'amande

- 1 banane

- 1 kiwi

- 2 tasses d'épinards

## INSTRUCTIONS

Il suffit de mettre l'ensemble des ingrédients dans le blender, d'activer la fonction automatique.

Vos ingrédients seront totalement mixés.

En quelques secondes votre boisson détox est prête.

**Bonne dégustation !**

Ce smoothie est complet avec des aliments très nutritifs. La cuillère à soupe de beurre d'amande va apporter du bon gras, indispensable pour le fonctionnement de vos hormones. Si vous souhaitez ajouter une source de protéines vous pouvez ajouter de la protéine en poudre ou 1/2 tasse de fromage cottage allégé.

# Bouillon de volaille maison

Il est préférable de faire son bouillon de volaille maison. En effet, les bouillons achetés en grandes surfaces ou en magasin bio sont remplis de sel, édulcorants et sucre. Votre bouillon maison sera aussi riche en collagène.

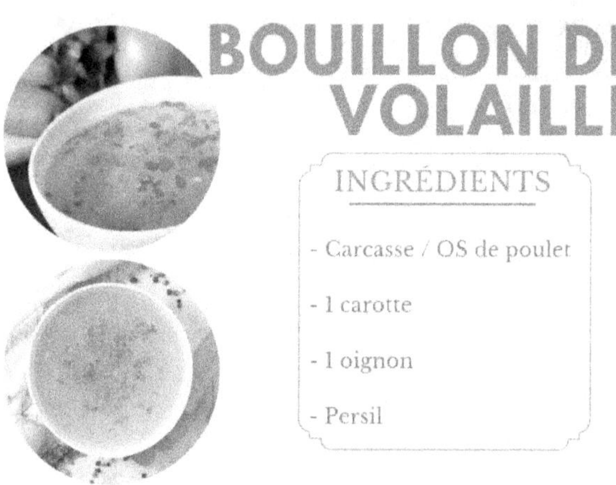

# Pâtes bolognaises au konjac ou au quinoa

En fonction de vos calories je vous conseille les pâtes au quinoa par rapport aux pâtes traditionnelles. L'organisme assimile mieux le quinoa et il ne contient pas de gluten.

S'il vous reste peu de calories je vous propose du konjac à la place. Très faible en calories par rapport à sa densité volumique (30 calories pour 100 grammes), cet aliment vous permettra de vous faire plaisir sans avoir de frustration.

En fonction de vos calories, encore une fois, privilégiez de la viande plus ou moins grasse. La viande rouge est riche en créatine, très utile pour aider à prendre de la force, ce qui optimisera potentiellement votre masse musculaire.

Si vous optez pour la version avec les pates de konjac, je vous conseille de les rincer plusieurs fois car cet aliment a un goût prononcé.

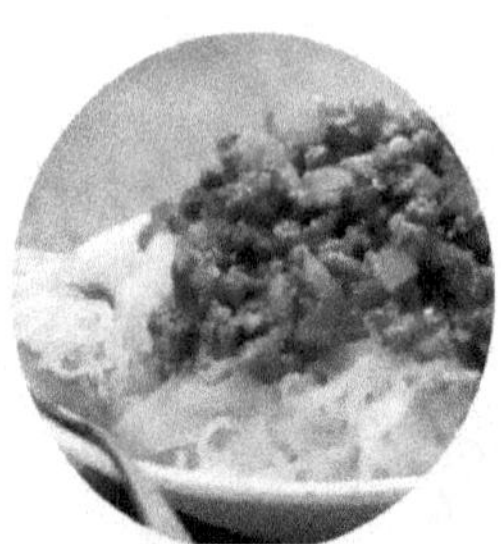

# PÂTES BOLOGNAISE

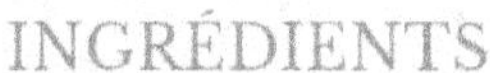
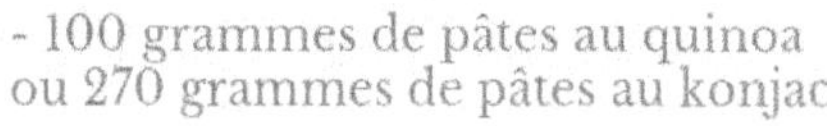

KONJAC OU QUINOA

## INGRÉDIENTS

- 100 grammes de pâtes au quinoa ou 270 grammes de pâtes au konjac

- ½ Oignon

- ½ Poivron

- 50 grammes de viande hachée

- 100 ml de coulis de tomates

- 30 grammes de fromage râpé

## INSTRUCTIONS

Dans une casserole, faites chauffer l'huile d'olive et jetez-y l'oignon et poivron détaillés. Faites-les cuire à feu doux.

Ajoutez le coulis de tomates dans la casserole. Laissez mijoter 5 minutes en ajoutant le sel, le poivre, le piment selon vos goûts.

Faites cuire la viande dans une poêle après l'avoir assaisonnée. Pensez à bien retirer le jus de la viande.

Mélangez la viande avec la sauce et mélangez le tout aux pâtes cuites.

**Bonne dégustation !**

# MEMO

Le secret réside dans le déficit calorique
=
dépensez plus que vous ne consommez

Pendant la période de jeûne :

- eau (de préférence minéralisée)
- thé
- café
- bouillon de volaille

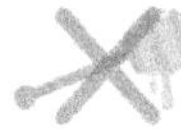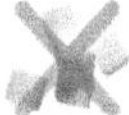

Faites l'effort de compter vos calories au
moins les 15 premiers jours.

Aller aux entraînements sans avoir
mangé avant permet de puiser
directement dans vos graisses.

Allez-y progressivement, étape
par étape.

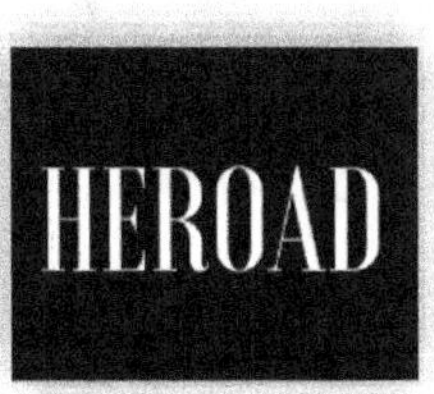

J'espère que cet ebook va vous aider dans votre initiation et pratique du jeûne intermittent. N'hésitez pas à m'envoyer vos feedbacks concernant cet ebook ou vos résultats, pour que je puisse continuer à vous aider.

# Conclusion

Aujourd'hui, vous avez tous les outils pour réussir, perdre votre gras et ne jamais le reprendre.

Vous êtes à un pas de la réussite. Cette dernière marche s'appelle l'ACTION.

Vous avez maintenant toutes les cartes en main, mais je ne peux pas faire le travail à votre place.

Si vous êtes discipliné et engagé, alors vous verrez des résultats !

N'oubliez jamais que la discipline et les habitudes sont la base du succès, et ce dans n'importe quel domaine. Ne vous découragez pas si vous n'atteignez pas rapidement toutes vos objectifs. Surtout, conservez vos ambitions et recommencez. Les résultats ne tarderont pas à se faire ressentir et vous aurez rapidement mis en place le cercle vertueux du jeûne intermittent.